CLINIQUE CHIRURGICALE DE RIO DE JANEIRO

RECUEIL

DE

SIX OBSERVATIONS AVEC OPÉRATION

(OVARIOTOMIE, HYSTÉROTOMIE, LAPAROTOMIE)

POUR

TUMEURS UTÉRINES ET OVARIQUES

ET POUR

GROSSESSE EXTRA-UTÉRINE

PAR

LE Dr FORT,
A RIO DE JANEIRO (BRÉSIL),
Ancien interne en médecine et en chirurgie des hôpitaux de Paris,
Ancien professeur d'anatomie et de médecine opératoire à l'Ecole pratique de la Faculté de médecine de Paris,
Chargé en 1880 d'une mission scientifique dans l'Amérique du Sud par le Ministre de l'Instruction publique,
Membre de la Société de médecine pratique de Paris,
Membre de l'Académie de médecine de Rio de Janeiro,
Membre de la Société des bureaux de bienfaisance de Paris,
Membre de la Société d'anthropologie de Paris,
Membre de l'Académie des sciences et lettres de Montpellier,
Membre de la Société de médecine et de chirurgie de Bordeaux
Membre des Sociétés médicales de Marseille et de Nancy,
Membre des Sociétés de Limoges, Poitiers, Rouen, Lille et Tours,
Membre du Cercle médical Argentin de Buenos Aires,
Membre de la Société française d'hygiène,
Chevalier de l'ordre de la Rose,
Chevalier de l'ordre du Lion et du Soleil, etc., etc.

RIO DE JANEIRO
FARO ET LINO, ÉDITEURS
74, RUE OUVIDOR, 74.

1883

CLINIQUE CHIRURGICALE DE RIO DE JANEIRO

RECUEIL

DE

SIX OBSERVATIONS AVEC OPÉRATION

(OVARIOTOMIE, HYSTÉROTOMIE, LAPAROTOMIE)

POUR

TUMEURS UTÉRINES ET OVARIQUES

ET POUR

GROSSESSE EXTRA-UTÉRINE

PAR

LE DR FORT,
A RIO DE JANEIRO (BRÉSIL),
Ancien interne en médecine et en chirurgie des hôpitaux de Paris,
Ancien professeur d'anatomie et de médecine opératoire à l'École pratique de la Faculté de médecine de Paris,
Chargé en 1880 d'une mission scientifique dans l'Amérique du Sud par le Ministre de l'Instruction publique,
Membre de la Société de médecine pratique de Paris,
Membre de l'Académie de médecine de Rio de Janeiro,
Membre de la Société des bureaux de bienfaisance de Paris,
Membre de la Société d'anthropologie de Paris,
Membre de l'Académie des sciences et lettres de Montpellier,
Membre de la Société de médecine et de chirurgie de Bordeaux
Membre des Sociétés médicales de Marseille et de Nancy,
Membre des Sociétés de Limoges, Poitiers, Rouen, Lille et Tours,
Membre du Cercle médical Argentin de Buenos-Aires,
Membre de la Société française d'hygiène,
Chevalier de l'ordre de la Rose,
Chevalier de l'ordre du Lion et du Soleil, etc., etc.

RIO DE JANEIRO
FARO ET LINO, ÉDITEURS
74, RUE OUVIDOR, 74.

1883

OBSERVATIONS

OBSERVATION I.

Tumeur fibreuse de l'utérus. — Opération. — Guérison.

Madame X..., d'Itaborahy, province de Rio de Janeiro, se présente à ma consultation en avril 1881 et me demande mon avis sur l'opportunité d'une opération.

Depuis huit ans, elle porte une tumeur abdominale et une tumeur vaginale ; elle souffre beaucoup et a eu de nombreuses hémorrhagies qui l'ont rendue anémique à un très haut degré.

Un examen attentif me fait constater la présence d'une tumeur dure, un peu irrégulière, montant jusqu'à deux centimètres au-dessus de l'ombilic et présentant une étendue transversale de douze centimètres environ. Le doigt ne peut pas pénétrer dans le vagin, dont la cavité est obstruée par une tumeur lisse et arrondie du volume d'une tête de fœtus à terme. On arrive avec difficulté à contourner cette tumeur et le doigt passe en entier entre elle et la partie postérieure du vagin. Entre la tumeur et la paroi antérieure du vagin, il est impossible d'introduire le doigt ; on ne peut donc pas se rendre compte de la position du col utérin. L'hystérometre et une sonde pénètrent entre la tumeur et les parois vaginales jusqu'à une profondeur de quinze centimètres environ.

Par le cathétérisme on s'assure que la vessie est logée entre la tumeur et la paroi abdominale ; elle remonte à six centimètres au-dessus du pubis.

Par le toucher rectal on constate la présence d'une immense tumeur arrondie en avant du rectum et le doigt peut sentir l'extrémité de l'hystéromètre le long de la paroi postérieure du vagin.

En cherchant à faire mouvoir la tumeur intra-vaginale enclavée, pour ainsi dire, dans le bassin, on n'imprime aucun mouvement à la tumeur abdominale. Les mouvements communiqués à cette dernière paraissent déterminer quelques oscillations de la tumeur intra-vaginale.

Le diagnostic est : tumeur fibreuse (myôme) du corps de l'utérus et tumeur fibreuse (polype) du col. Il restait deux points douteux : 1° la continuité des deux tumeurs qui me paraissait possible, sinon probable ; 2° la situation et l'état du col.

En cet état de choses, ma réponse fut celle-ci : La tumeur abdominale ne me paraît pas opérable ; quant à la tumeur vaginale, je crois qu'on peut tenter l'opération, mais comme il n'existe aucun symptôme qui menace la vie de la malade, je conseille d'attendre l'époque de la ménopause. Du reste, nous pourrons essayer le traitement des corps fibreux de l'utérus par les courants continus avec intermittence, selon la méthode du docteur Chéron, de Paris.

Je pensais que la malade et son mari seraient satisfaits d'apprendre qu'ils pouvaient espérer la guérison sans opération. Quel fut mon étonnement en voyant l'air triste du mari et les larmes de la femme. Je devinai leur pensée et j'ajoutai : cependant, madame, si vous le désirez, je puis vous débarrasser de la tumeur intra-vaginale. Cette proposition, acceptée avec joie, me prouva que j'avais deviné juste.

L'opération fut pratiquée le 22 août avec l'aide des docteurs J. M. Andrade et Poncy. La malade étant chloroformée, je tentai d'introduire la chaine de l'écraseur, elle était trop courte; je voulus saisir un fragment de la tumeur, mais la chaine glissait sur elle. Après des tentatives inouïes pour placer la chaine ou un serre-nœud, je finis par placer un fil de fer autour du pédicule, au voisinage du col de l'utérus. Le fil de fer fut tordu au moyen du serre-nœud de Cintrat et laissé en place. J'eus la conscience que le pédicule était volumineux, mais je n'avais aucune idée de ses dimensions.

Renonçant à saisir la tumeur et à l'enlever entièrement, je procédai à son morcellement. Au moyen d'érignes et de forts ciseaux, j'enlevai d'abord un gros fragment, complètement exsangue, à cause de la compression exercée par le fil de fer sur le pédicule. Les aides écartaient les parois du vagin.

Après avoir enlevé environ 400 grammes du tissu morbide, j'aperçus un point du fil de fer, je l'enlevai et pus constater que le pédicule mesurait six centimètres de diamètre.

Je pus me convaincre alors que la tumeur abdominale et la tumeur vaginale étaient continues.

Je m'arrêtai, craignant d'aller trop loin.

L'extraction du fil de fer fut suivie d'une hémorrhagie abondante. Je pratiquai le tamponnement en imbibant les premiers bourdonnets de perchlorure de fer pur. J'appliquai ensuite un linge phéniqué sur la vulve et la malade fut portée dans son lit.

Malgré le tamponnement, il s'est écoulé après l'opération une grande quantité de sang; je trouve le soir la malade très affaiblie. Le ventre n'est pas sensible, la peau est naturelle, le pouls est à 140. Vomissements.

Le 23 août. Faiblesse extrême; les vomissements sont encore très fréquents, je les attribue au chloroforme. Le ventre ne présente aucune sensibilité, la peau est normale, le pouls est toujours à 140.

Le 24 août. Je place la malade dans un bain tiède où elle est soutenue par son mari, j'extrais le tampon et je procède au lavage du vagin avec de l'eau phéniquée. Je renouvelle le lavage le soir. Il s'écoule un liquide infect. Le pouls est le même, la peau est un peu chaude. Les vomissements ont cessé, mais la malade ne s'alimente pas. Pas de sensibilité du ventre.

Le 25 août. Les liquides vaginaux sont infects, il sort du vagin de petits lambeaux de tissu en putrilage ; ce sont les débris de tumeur que les ciseaux ont laissés adhérents à la tumeur intra-utérine. L'état d'affaissement de la malade est extrême, le facies cadavérique, le pouls est à 140, la peau est un peu chaude ; rien du côté du ventre.

Je crois devoir attribuer l'état général à la résorption des liquides de putréfaction et j'installe un appareil à irrigation continue avec de l'eau phéniquée à 25/1000 d'abord, à 15/1000 ensuite. L'appareil fonctionne sans cesse.

Le 26 août. Le pouls tombe à 120, la peau est naturelle, le ventre n'est pas douloureux. Même traitement. Alimentation par des bouillons et du lait.

Le 27 août. Constriction à la gorge, langue sèche, muqueuse buccale douloureuse, vomissements fréquents, urine noirâtre, même état du pouls et du ventre. J'attribue cet état à une intoxication par l'acide phénique. Je remplace l'eau phéniquée par l'eau pure.

Le 28 août. La malade rend par le vagin une masse grisâtre, infecte, large comme la paume de la main et du poids de 120 grammes. C'est toute la portion de tumeur fibreuse qui est restée au-dessous du fil constricteur. Le fil de fer a agi évidemment en détruisant les vaisseaux et la masse s'est détachée à la manière d'une eschare. La malade est beaucoup mieux. Tous les symptômes du côté des voies digestives ont disparu ; le pouls est à 120, la peau et le ventre sont à l'état normal. Bouillons, lait, un peu de viande de poulet. Le facies de la malade est meilleur. L'irrigation continue devient intermittente ; on place le tube en caoutchouc de quatre en quatre heures dans le vagin et l'irrigation est arrêtée dès que l'eau sort claire et sans odeur.

Le 29 et les jours suivants on fait quelques lavages. La

malade se rétablit insensiblement. Aujourd'hui, 5 septembre, elle se lève, elle est en pleine convalescence.

J'ai eu plusieurs fois des nouvelles de la malade.

Aujourd'hui, 15 septembre 1882, elle est en parfaite santé et n'éprouve aucun symptôme qui l'incommode. La tumeur abdominale ne paraît pas augmentée de volume.

Réflexions. — Une tumeur fibreuse de l'utérus moitié abdominale, moitié vaginale est chose rare. L'extraction de la tumeur vaginale a évidemment influencé d'une manière formelle la marche de la portion abdominale.

Cette opération me paraît démontrer que dans des cas où par difficulté, par crainte d'hémorrhagie ou pour toute autre raison, le chirurgien ne croirait pas devoir faire l'amputation de la portion vaginale d'une tumeur fibreuse de l'utérus, on pourrait serrer fortement le pédicule au milieu du col et faire des irrigations continues en attendant que la partie située au-dessous du lien constricteur se détache et sorte par la vulve.

OBSERVATION II.

Opération d'hystérotomie pour un corps fibreux de l'utérus. — Mort.

La femme X..., de Rio de Janeiro, 40 ans, me consulte pour une tumeur abdominale qu'on pourrait prendre à la première inspection pour un kyste multiloculaire de l'ovaire. Un examen plus attentif permet de porter le diagnostic de *corps fibreux de l'utérus*. Le ventre est gros comme au neuvième mois de la grossesse. La tumeur est mobile et ne communique aucun mouvement à l'utérus. Il y a une hernie ombilicale. Au-dessous de la tumeur principale, il existe une autre tumeur, située immédiatement au-dessus du pubis et se continuant avec l'utérus, auquel elle communique ses mouvements. Il y a peu de liquide abdominal. Le toucher vaginal permet de s'assurer de l'intégrité du col de l'utérus et du cul-de-sac de Douglas. Par le toucher rectal, on sent la partie postérieure de l'utérus. L'hystéromètre pénètre dans l'utérus à une profondeur de cinq centimètres ; une sonde introduite dans la vessie remonte au-dessus du pubis.

La malade éprouve des douleurs atroces, elle réclame l'opération avec insistance.

Je réunis plusieurs confrères qui sont d'avis d'opérer.

L'opération a eu lieu le lundi 29 août, à la maison de santé de Santa-Thereza. La malade a été chloroformée et l'opération a duré trois heures.

L'incision de la paroi abdominale, faite sur la ligne médiane, mesurait 20 centimètres. Elle a été rendue longue et pénible par la présence de la hernie ombilicale qui était épiploïque, mais qui possédait un sac assez volumineux rempli d'un liquide visqueux, dont le diagnostic n'a pu être porté d'une manière précise que pendant le cours de l'opération.

A l'ouverture de la cavité abdominale, la main introduite a permis de constater de nombreuses adhérences. Celles-ci avaient lieu entre la surface de la tumeur et les vaisseaux de l'épiploon, mais à gauche il y avait une sorte de pédicule unissant la tumeur à la fosse iliaque et contenant de nombreux vaisseaux. Toutes les adhérences ont été séparées avec le doigt et une dizaine de ligatures en catgut fin ont été faites sur ces adhérences et perdues dans la cavité abdominale. Cette tumeur de 2 kilogrammes et demi, mobile dans le ventre, était rattachée à la tumeur inférieure par un pédicule étroit, court et contenant de nombreux vaisseaux. La ligature en a été faite. La tumeur inférieure était située dans la paroi antérieure de l'utérus, elle était formée par un corps fibreux intra-pariétal et par plusieurs corps fibreux sous-péritonéaux variant du volume d'une noix à celui d'un œuf.

Les ovaires hypertrophiés étaient situés à la partie supérieure de la tumeur ainsi que les trompes de Fallope.

La vessie a été protégée au moyen de pinces hémostatiques ; un fil de fer a été passé autour du pédicule de la tumeur, entre le col et le corps de l'utérus, puis serré au moyen du serre-nœud de Cintrat. Alors la tumeur a été sectionnée au moyen du couteau ; elle pesait 1 kilogramme.

Ne voulant pas laisser un fil de fer dans le péritoine, quoique plusieurs chirurgiens ne redoutent pas sa présence, j'ai préféré lier le pédicule avec du catgut nº 6. A cet effet, je l'ai divisé en deux moitiés ; chacune des moitiés a été liée séparément, puis un fil a été passé sur la totalité du pédicule. Le fil de fer a été enlevé ensuite.

J'ai procédé à la toilette du péritoine, j'ai fait un certain nombre de ligatures, j'ai étanché le sang, j'ai cautérisé la surface sectionnée du pédicule et j'ai réduit celui-ci dans la cavité abdominale.

J'ai fait ensuite la suture profonde et superficielle de la paroi abdominale. Le pansement antiseptique de Lister a été employé dans toute sa rigueur.

Le soir, rien de particulier. Vomissements chloroformiques. T. 37°. P. 96.

Le 30. Les vomissements continuent, la malade ne conserve aucun liquide. T. 37.5. P. 108.

Le 31. Les vomissements se calment. T. 38. P. 112; le soir les vomissements sont très fréquents, ils n'ont pas de couleur verdâtre, ils sont muqueux et plus tard noirâtres, sans odeur. Aucune douleur, aucun ballonnement du ventre. La malade a uriné depuis le moment de l'opération. T. 38.5. P. 120.

Le 1er septembre. Mort à 6 heures du matin, sans ballonnement du ventre. La plaie commençait à se réunir.

Réflexions. — La mort est-elle due au traitement intrapéritonéal du pédicule de la tumeur? Les fils du pédicule étaient gros et au nombre de trois ; il y avait plusieurs ligatures perdues dans l'abdomen. Cependant la malade n'a présenté ni les symptômes de la péritonite, ni ceux de la septicémie. Je l'ai trouvée morte le matin après une journée relativement bonne. Il y a là évidemment une inconnue qui échappe à l'interprétation. Y a-t-il eu embolie, syncope?

Ce cas et les suivants me portent à préférer le traitement du pédicule par la méthode extra-péritonéale ou bien avec le secours du drainage jusqu'à élimination des gros fils dans le cas de pédicule intra-péritonéal.

OBSERVATION III.

Tumeur fibro-kystique de l'ovaire. — Ovariotomie. — Guérison.

R. do L... Lisboov, 42 ans, Morro do Valongo 5 à Rio de Janeiro. Le début de la tumeur remonte à 14 ans. Cette femme n'a jamais eu d'enfant ; il y a plusieurs années que les règles sont supprimées. Pas de diathèse ; santé générale bonne.

Le ventre de la malade est un peu plus gros que celui d'une femme au neuvième mois de la grossesse. On sent une tumeur très dure à droite, assez régulière et remontant à quatre travers de doigt au-dessus de l'ombilic. A gauche et en haut on sent une petite tumeur dure, un peu mobile, séparée de la paroi abdominale par une couche liquide assez mince. A gauche et en bas, il y a une poche liquide.

Le col est tellement haut qu'on ne peut l'atteindre avec le doigt, cependant on finit par en toucher le sommet avec peine; il est situé très haut en arrière de la vessie. La paroi postérieure du vagin fait une hernie considérable à la vulve ; on éprouve de la peine à la faire disparaître en la comprimant avec le doigt. Par le toucher rectal on n'atteint pas l'utérus.

Il y a de la constipation, la vessie fonctionne régulièrement.

Le diagnostic n'était pas aisé. Etait-ce un fibrome utérin ou une tumeur fibro-kystique de l'ovaire? Dans le doute j'ai soumis la malade pendant quatre semaines aux courants continus avec intermittence, selon la méthode du Dr Chéron et je n'en ai rien obtenu. Il semble au contraire que la tumeur ait augmenté de volume. Le ventre s'est accru, la respiration est devenue difficile, les jambes se sont infiltrées, finalement la malade a réclamé avec instance l'opération.

Le 10 octobre 1881 au matin, la malade est entrée dans la maison de santé de Santa-Thereza et le lendemain 11, j'ai pratiqué l'opération avec l'aide des Drs Alfredo Guimaraes, Cunha Pinto, Poncy et des étudiants en médecine.

J'ai incisé la paroi abdominale sur la ligne médiane dans une étendue de 22 centimètres; l'incision commençait en haut à 10 centimètres au-dessus de l'ombilic qu'elle contournait à gauche pour se terminer à 6 centimètres au-dessus du pubis.

En incisant le péritoine, j'ai donné issue à cinq litres environ d'un liquide ascitique très transparent.

J'ai aperçu ensuite une tumeur fibreuse énorme qu'il m'a été impossible de faire sortir par la plaie. En contournant cette tumeur avec la main, j'ai constaté la présence de nombreux kystes attenant à la tumeur et de dimensions différentes; j'ai vidé les uns, extrait les autres. A gauche, j'en ai trouvé un volumineux, à parois épaisses, dont j'ai extrait plus de trois litres de liquide séreux. Je me suis assuré plus tard que ce kyste se continuait dans le bassin entre le vagin et le rectum. Tous ces kystes vidés ou extraits, j'ai pu amener la tumeur fibreuse hors de la cavité abdominale, elle avait le volume d'une tête d'adulte. Il y avait deux adhérences épiploïques seulement; je les ai coupées entre deux ligatures au catgut fin.

J'ai pu alors plonger la main dans la cavité du kyste et constater qu'il se prolongeait dans la cavité pelvienne. J'ai attiré la poche à l'extérieur et ai pu constater qu'il s'agissait d'une tumeur fibreuse avec kystes de l'ovaire droit. La tumeur contractait des adhérences dans le bassin, au voisinage de son pédicule, circonstance qui m'a empêché de faire immédiatement la ligature de celui-ci. J'ai saisi la partie inférieure de la tumeur avec une anse de fil de fer solide que j'ai serrée avec le serre-nœud de Cintrat, puis j'ai enlevé avec un couteau la masse principale de la tumeur au-dessus de l'anse métallique. Ensuite, pouvant manœuvrer avec plus d'aisance, j'ai détruit les adhérences, puis j'ai lié le pédicule en deux parties avec de gros catgut. J'ai passé une nouvelle anse de catgut au-dessous des précédentes et j'ai fait une ligature unique. J'ai tordu le pédicule jusqu'à la ligature, je n'ai fait aucune cautérisation, j'ai coupé les fils au ras du nœud et j'ai abandonné les ligatures dans le ventre, après avoir fait la toilette du péritoine. L'utérus était le siège d'une tumeur fibreuse de la grosseur d'un œuf, insérée sur la paroi postérieure. Je l'ai laissée, ne jugeant pas à propos de faire une hystérotomie pour une si petite tumeur.

Il s'est écoulé beaucoup de sang dans le petit bassin, je l'ai étanché avec des éponges. Le péritoine rouge et injecté, était déjà enflammé. Le liquide de plusieurs kystes était tombé dans la cavité abdominale qui contenait déjà du liquide ascitique. Toutes ces raisons m'ont déterminé à pratiquer le drainage.

J'ai fait une seule espèce de suture, avec le catgut moyen seulement. J'ai fait une suture à points séparés ; il y avait dix-huit fils. J'ai eu soin de bien affronter les lèvres de la plaie, j'ai pris le péritoine à 4 millimètres environ de sa division et les fils sortaient du côté de la peau à 2 centimètres de la plaie.

Le drainage a été fait avec un tube en verre dont une extrémité plongeait dans la poche recto-vaginale et dont l'autre s'ouvrait sur l'abdomen, entre deux points de suture, un peu au-dessus de l'ombilic.

Les fils ont été serrés. J'ai appliqué ensuite le pansement de Lister, protective, gaze et makintosh, le tout percé d'un trou pour laisser passer le tube à drainage. J'ai fermé hermétiquement le pourtour de ce tube avec quatre lames de caoutchouc fendu et s'appliquant exactement sur la paroi du tube.

J'ai placé une éponge imbibée d'eau phéniquée sur l'ouverture du tube, puis une large toile imperméable, enfin des tampons de coton et une flanelle. Le tout a été maintenu par huit bandes de flanelle attachées sur le côté droit avec des épingles. La malade a été ensuite portée à son lit.

L'opération était terminée à onze heures, elle avait duré deux heures. La malade était chloroformée, le ventre était enveloppé par le spray.

Le 11 à quatre heures du soir, je lève le premier pansement. Je plonge un petit tube en caoutchouc dans le tube en verre et j'aspire avec une seringue 80 grammes de sang presque pur. La malade a eu quelques vomissements. T. 38°,5 ; P. 120.

Le 12 à sept heures et demie du matin. Pansement. J'extrais environ 4 grammes de sang beaucoup moins coloré, sérum sanguinolent. On a donné du bouillon et du thé à la malade, elle n'en a pas conservé une goutte, elle vomit fréquemment un liquide jaune verdâtre bilieux. Depuis l'opération elle est dans un état de grande prostation, elle vomit sans cesse. Le facies est très pâle, le nez effilé, les yeux enfoncés dans l'orbite. Cependant la température n'est pas très élevée et le pouls n'est pas très fréquent. T. 38°,8 ; P. 120.

Le 12 au soir. Je retire par aspiration 4 grammes de sérum sanguinolent. L'état général est le même. L'estomac ne conserve rien. Je suis plein d'inquiétude malgré le pouls et la température. T. 37°,5 ; P. 120. Je crains que la malade ne s'affaiblisse et je lui administre un lavement composé de : 200 grammes de bouillon de poulet, 2 grammes extrait de quinquina et 2 grammes de vin de Porto.

Le 13. Deux pansements. Même état de prostration, les vomissements sont très fréquents malgré les morceaux de glace ingérés. T. 38°,4 ; P. 110. Je renouvelle le lavement au bouillon, vin et quinquina matin et soir. J'extrais du tube de verre 2 ou 3 grammes de sérum sanguinolent assez fétide.

Le 14. Les vomissements ont continué, ils exhalent une mauvaise odeur, ils ont une couleur brun foncé. En même temps le ventre se ballonne. Comme j'ai eu soin à la fin de l'opération de placer l'épiploon entre l'intestin et le pédicule, je me demande si je n'ai pas tordu quelque anse intestinale et si je n'ai pas sous les yeux les symptômes d'un volvulus à marche lente. Je continue les lavements que la malade peut conserver définitivement, ce que je considère comme fort heureux. T. 37 ,5 ; P. 100. 12 paquets de calomel de 0,01 cent. à prendre de demi-heure en demi-heure.

Le 15 au matin. Le facies est cadavérique, les vomissements se produisent à chaque instant, ils ont une odeur presque repoussante, le ventre est ballonné. T. 38, P. 110. Lavement au bouillon, vin et quinquina. Deux grammes de liquide sanguinolent fétide sont extraits du tube.

Le 15 au soir. Même état; le ventre est tellement tympanisé que j'ai des craintes pour ma suture. La tuméfaction est presque nulle au-dessous de l'ombilic, elle est énorme au-dessus. Je percute cette tuméfaction énorme, elle résonne comme un tambour, je suppose que c'est l'estomac et j'introduis par l'une des narines une sonde œsophagienne jusqu'à l'estomac. J'avais eu une bonne idée. Aussitôt que la sonde a pénétré dans l'estomac, les parois de cet organe sont revenues subitement sur elles-mêmes en projetant au dehors un jet de gaz et de liquide. La paroi abdominale s'est affaissée immédiatement et la malade a pris du bouillon qu'elle a conservé. T. 38, P. 110. J'ai administré encore un lavement. La malade n'a pas vomi entre quatre heures et minuit. Depuis minuit jusqu'au pansement suivant, les vomissements ont reparu avec les mêmes symptômes que les jours précédents. Injection hypodermique d'un demi-centigramme de morphine.

Le 19 au matin, Tympanisme sus-ombilical. Sonde œsophagienne. Soulagement. Moins d'abattement. Lavement. Je retire complètement le tube à drainage. La malade prend du chocolat et le conserve. T. 38. P. 108.

Le 16 au soir. Le tympanisme ne s'est plus montré. Il n'y a pas eu de vomissement. La malade paraît en bon état quoique le pouls soit monté à 120, ce que j'attribue à l'absorption des matières qui ne peuvent plus sortir par le tube en verre. T. 38,5. Je donne encore le lavement tonique et nutritif. Injection d'un demi-centig. de morphine.

Le 17. Pas de tympanisme, pas de vomissement. Lavement tonique et nutritif. Pansement. Tout est cicatrisé. T. 38. P. 120.

Le 17 au soir. Même état, tympanisme stomacal. Sonde œsophagienne, bon effet immédiat. T. 38. P. 124. Lavement.

Le 18. La malade est toujours alimentée par le rectum, elle prend quelques soupes, un peu de poisson frais. Pas de tympanisme. Etat général très bon. T. 37. P. 130, ce que je ne m'explique pas. Le ventre n'est pas douloureux.

Le 19. La malade est un peu nourrie de bouillon. Elle a du muguet sur la langue, les lèvres et les gencives. La lèvre est noire et couverte d'une croûte produite par le contact des liquides acides vomis. La partie droite du menton est recouverte d'érythème. Miel rosat boraté. Lavage de la bouche à l'eau boratée. T. 38.P. 120. Les trois quarts des fils sont enlevés. Lavement nutritif.

Le 20. P. 126. T. 38, 2. Le ventre n'est pas douloureux. Plus de lavement nutritif. Alimentation par des bouillons, soupes, œufs et lait. Les derniers fils sont enlevés. Le muguet disparaît.

Le 21. P. 130. T. 38,5. La malade est affaissée, elle est somnolente. Je cherche la raison de l'augmentation du pouls, je ne la trouve pas ; cependant je soupçonne quelque suppuration profonde. La plaie est réunie dans toute son étendue.

Le 22 au matin. P. 130 T. 38,6. La malade exhale une odeur fétide. Le pansement est un peu mouillée. Je trouve enfin la raison de cette fièvre qui m'inquiétait depuis quelques jours. Du pus fétide s'écoule par l'avant dernier point de suture au-dessus du pubis. La malade se nourrit peu. Les lavements toni-nutritifs sont continués.

Le 22 au soir. P. 126. T. 39. Le pansement est complètement imbibé de pus infect. Je fais sortir plus de 100 grammes de pus par la même ouverture. Je retire aussi des fragments de catgut fétides. Continuation du pansement antiseptique et des lavements toni-nutritifs.

Le 23. T. 38. P. 120. Je sors une certaine quantité de pus avec des fils de catgut. Bouillon, lavement toni-nutritif.

Le 24. Prostration. T. 39. P. 130. Le pus sort par les deux ouvertures du même point de suture. Douleurs abdominales. J'ai essayé en vain de faire pénétrer dans la collection purulente un tube à drainage. Le stylet y pénètre. J'insiste transversalement dans une étendue de 5 centimètres réunissant les deux orifices d'un point de suture, j'enfonce la sonde cannelée au fond de la plaie il sort un flot de pus.

Le 25. P. 120. T. 38. Il est sorti beaucoup de pus, la malade est mieux. Elle se nourrit un peu mieux. Je lui permets le décubitus latéral. Un peu de diarrhée que je combats par les moyens appropriés.

Du 25 au 30. La malade ne s'est pas encore levée. Le pus s'écoule en moins grande quantité. Le pouls a oscillé entre 108 et 130. La température a varié de 37 à 38°. L'appétit commence à revenir.

1er Novembre. La malade s'asseoit sur son lit. Elle mange des aliments solides. T. 37°. P. 104. Il y a un peu d'induration au niveau de l'ombilic. Il sort un peu de pus par deux points de suture.

Le 2. La malade mange bien ; le pus continu à sortir. L'abcès de l'hypogastre ne fournit plus de matière purulente. T. 37. P. 104.

Les 3, 4, 5. La malade s'est levée le 3, elle se lève aussi les jours suivants. Le pouls est encore fréquent. Il s'écoule encore un peu de pus sans odeur.

Les 6, 7. La malade se prépare à sortir, elle se nourrit, mais encore hier elle avait 120 pulsations.

Les 8. 9. Elle sort le 9.

15 septembre 1882. Elle est en parfaite santé.

Réflexions. — Cette observation me paraît contenir quelques points qui méritent l'attention. 1° Devais-je pratiquer l'hystérotomie ou était-il préférable de laisser adhérente à l'utérus une tumeur fibreuse du volume d'un œuf? L'hystérotomie étant beaucoup plus grave que l'ovariotomie, la malade étant dans des conditions de santé fort mauvaises, j'ai préféré faire l'ovariotomie. Peut être que le corps fibreux ne fera pas de grands progrès. S'il atteint un grand volume, on pourra plus tard en pratiquer l'extraction.

2° Le tympanisme stomacal a été rarement signalé. Des médecins en ont même nié l'existence. Cette observation ne permet pas d'en douter; il est probable qu'il se montre quelquefois et dans un cas analogue on est autorisé à pratiquer le cathétérisme de l'estomac.

3° Le drainage ne doit-il pas être continué jusqu'à la chute des fils de catgut lorsque ceux-ci ne se résorbent pas? Si on cesse le drainage ne s'établit-il pas une inflammation localisée, une suppuration, un abcès du petit bassin qui peut donner lieu à des accidents graves si l'on ne parvient pas à extraire le pus? n'est-ce pas ce qui s'est produit dans ce cas?

OBSERVATION IV.

Tumeur fibreuse de l'utérus prise pour un kyste pileux de l'ovaire chez une fille vierge. Hystérotomie. — Mort.

En septembre 1880, à mon premier voyage à Rio de Janeiro, je fus consulté par Mlle D..., âgée de 32 ans, pour une tumeur abdominale du volume d'une petite tête d'adulte. Mlle D. portait une fistule au niveau de la tumeur, fistule dans laquelle elle mettait une sonde en caoutchouc. Par cette sonde il s'échappait de temps en temps, au dire de la malade, un peu de matière purulente et quelques poils.

Il y a huit ans, l'un des chirurgiens les plus renommés de Rio de Janeiro, diagnostiqua un kyste de l'ovaire et fit une

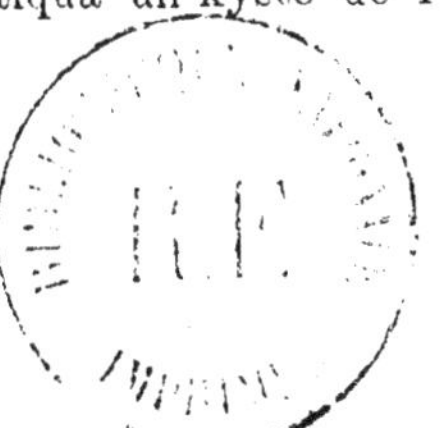

ponction en présence de deux de ses confrères. Le résultat confirma le diagnostic, car à la suite de cette ponction, il sortit plus d'un litre de liquide avec une prodigieuse quantité de poils. Quelque jours après, les mêmes médecins procédèrent à l'opération. La paroi abdominale fut incisée et le kyste pileux ouvert. Le chirurgien plaça un tube de caoutchouc dans l'ouverture du kyste et pendant plus de huit ans, Mlle D. porta ce tube dans l'orifice fistuleux.

Cinq ans après, deux autres chirurgiens furent consultés ; ils déclarèrent que des transformations s'opéraient dans la tumeur. J'insiste spécialement sur ces renseignements qui devaient nécessairement influer sur le diagnostic. Le père de la jeune fille, le général D. les a lui-même publiés dans un article écrit le 24 février 1882 au *Journal do Commercio* (1),

La malade souffrait beaucoup de la présence de cette tumeur, elle était très maigre et sa vie paraissait sérieusement

(1) « Ma fille, après avoir été vue par quelques médecins et chirurgiens distingués, a été confiée aux soins du conseiller Pertence.

Après des examens consciencieux, ce médecin a reconnu l'existence d'un kyste.

Voulant, toutefois, procéder avec prudence et certitude, il fit, avec l'aide des docteurs Pedro Affonso et Vinelli, une ponction exploratrice.

Le résultat de cette ponction a confirmé pleinement le diagnostic du conseiller Pertence.

Plus d'un litre de liquide séreux, mélangé d'une quantité prodigieuse de poils, a été extrait.

Le conseiller Pertence a établi dans l'ouverture un tube à drainage qui a fonctionné sans inconvénient pendant plus de cinq ans, en donnant constamment issue à des liquides et à des poils.

Il y a trois ans cependant, des phénomènes qui paraissaient étrangers à son mal, se développèrent chez ma fille, et les éminents professeurs, docteurs Werneck et Pereira Guimaraès, réunis en conférence, déclarèrent qu'un grand changement s'opérait dans la tumeur de ma fille.

MANOEL PEDRO D.

Riv. 24 février 1882.

menacée. Mlle D. me demanda si je pensais qu'une opération pourrait lui rendre la santé; je lui dis que la chose me paraissait possible. J'étais à la veille de mon départ pour la France, je prescrivis à la malade un traitement tonique en lui promettant de la revoir à mon retour et de procéder à l'opération, si celle-ci était praticable.

Je revins à Rio en mai 1881. Au bout de quatre mois, je rencontrai par hasard la malade; elle me fit faire la connaissance de son père, qui n'avait pas assisté à mon premier examen. Nous eûmes plusieurs entrevues, elle vint dans mon cabinet de consultation avec son père, réclamant toujours l'opération. Je lui fis plusieurs visites, l'examinant attentivement, enfin nous fixâmes l'opération pour le commencement de décembre 1881.

Mlle D. était très maigre, mais les fonctions s'accomplissaient régulièrement.

Il n'existait aucun écoulement vaginal, la menstruation, au dire de la malade, était régulière et jamais il n'avait existé de métrorrhagie.

Des douleurs assez violentes existaient dans la région du bas-ventre et souvent la malade gardait le lit ou la chambre, abattue qu'elle était par des souffrances.

Dans la région hypogastrique et un peu dans la fosse iliaque gauche, on sentait une tumeur plus ou moins arrondie, sensible à la pression, dure et peu mobile.

Un orifice fistuleux existait à égale distance du pubis et de l'ombilic, à deux centimètres à gauche de la ligne médiane. Par cet orifice la malade introduisait une sonde molle en caoutchouc vulcanisé à une profondeur de six ou sept centimètres.

Mlle D. était vierge, elle a toujours refusé de laisser faire le moindre examen du côté de la cavité vaginale.

Au toucher rectal, on sentait un corps dur, arrondi, qui pouvait être pris pour l'utérus refoulé dans le rectum par la tumeur.

Diagnostic. — En présence de l'affirmation si précise de la malade et de plusieurs médecins, relativement aux poils extraits de sa tumeur, en présence des symptômes locaux physiques qui n'excluaient en aucune façon l'existence d'un kyste pileux, vu l'absence de métrorrhagie, j'avoue qu'il ne m'est pas venu à l'esprit de douter de l'existence d'un kyste pileux.

Opération. — Le 8 décembre, je pratique l'opération avec l'aide de mes confrères, le baron du Cattete, Drs Samico, Poncy, Costa et Rocha, avec l'appareil listérien au grand complet.

La malade étant chloroformée, je fais une incision sur la ligne médiane, avec les précautions ordinaires et j'arrive sur la tumeur. Notre étonnement est à son comble lorsque nous constatons qu'il n'existe aucune adhérence entre la paroi abdominale et la tumeur. Une sonde cannelée introduite dans le trajet fistuleux nous démontre que la sonde de caoutchouc, que la malade changeait chaque jour, pénètre dans l'épaisseur de la paroi abdominale et n'arrive pas au péritoine.

J'avais présents à l'esprit, ainsi que les assistants qui connaissaient presque tous la malade, les poils qui avaient été extraits par le Dr X... Nous avons pensé que le kyste pileux, primitivement adhérent à la paroi abdominale, par suite de cette ponction qui avait donné issue à des poils, avait fini par se séparer de cette paroi,

La tumeur était peu mobile et sa surface, lisse et arrondie, ne présentait pas la moindre bosselure, la moindre irrégularité. Ni moi, ni aucun des assistants, n'avons cru être en présence d'un fibrome : nous avions toujours présents à l'esprit ces poils abondants sortis du kyste pileux.

Mais lorsque j'ai voulu perforer ce kyste pour le vider, j'ai constaté que j'étais en présence d'une tumeur pleine. La ponction que j'y avais pratiquée, laissait écouler un sang noirâtre.

Que fallait-il faire ? Laisser l'opération inachevée ou cher-

cher à extraire ce corps fibreux? Nous avons résolu de continuer l'opération. La tumeur avait quelques adhérences avec les parois du bassin et avec le rectum. La séparation fut un peu laborieuse et exigea un certain temps. La base d'implantation de la tumeur était très large, elle remplissait le bassin au point d'empêcher toute manœuvre au-dessous et il était absolument impossible de passer un fil.

Je plaçai alors la chaîne de l'écraseur linéaire aussi bas que possible et finis par enlever la tumeur et le corps de l'utérus. Je m'empressai de passer un gros fil de catgut autour du pédicule, en soulevant celui-ci au moyen d'une pince de Museux. A ce moment il se déclara une hémorrhagie artérielle qu'on peut évaluer à 250 grammes environ. Cependant l'hémorrhagie fut arrêtée, le pédicule bien lié.

La suture de la paroi abdominale fut pratiquée et un tube à drainage en verre fut laissé dans l'abdomen.

L'opération avait duré depuis 8 heures 1/2 jusqu'à 11 heures 3/4. Aussitôt après le pouls était à 150. La malade fut portée dans son lit. Les extrémités se refroidirent légèrement.

Le soir à 3 heures, je fis le premier pansement et je retirai environ 80 grammes de liquide sanguinolent par aspiration au moyen d'une seringue munie d'un tube en caoutchouc. Le pouls était à 150, la malade avait de l'anxiété, les extrémités étaient toujours un peu froides.

Le lendemain matin, deuxième pansement, 50 grammes de liquide sanguinolent sont retirés. P. 150. Anxiété, agitation. La malade meurt à 2 heures, 26 heures après l'opération, du choc traumatique.

Réflexions. — Dans le cas actuel, l'examen par le vagin m'aurait mis sur la voie du diagnostic, mais la vriginité de Mlle D.... dont j'ai constaté les attributs pendant l'opération, était un obstacle. Je me demande si, dans un cas analogue, le chirurgien ne serait pas autorisé à surmonter cet obstacle.

Il y a eu erreur évidente de diagnostic, l'opération l'a prouvé, mais dans le cas actuel, vu les difficultés de l'examen par le vagin, l'absence de troubles utérins manifestés et l'affirmation des chirurgiens qui avaient retiré des poils, je me demande s'il était véritablement possible d'éviter cette erreur.

Au Brésil, les questions médicales ont le privilège de passionner le public; aussi des intéressés ont-ils eu soin de publier de longs articles médicaux que le père de l'opérée à signés sans les comprendre.

Que penser de la prétendue ponction donnant issue à des poils provenant d'un kyste pileux de l'ovaire ? La ponction était interstitielle, comme je l'ai dit dans le compte rendu de l'opération, elle n'avait pas atteint le péritoine. Il n'a jamais existé de kyste pileux de l'ovaire, puisque les deux ovaires extraits avec l'utérus sont intacts. On pourra se demander avec étonnement d'où pouvait sortir le liquide extrait il y a plusieurs mois, ainsi que l'immense quantité de poils : quant à moi, je me sens impuissant à expliquer de tels phénomènes.

Des médecins qui passent pour instruits dans ce pays, ont affirmé que le kyste pileux s'est transformé en kyste fibreux. Nous savons aujourd'hui ce qu'il faut penser des prétendues transformations d'éléments bénins autrefois appelés homéophormes en éléments hétéromorphes ; jamais la transformation d'un kyste pileux en tumeur fibreuse ne s'est présentée à l'esprit d'un chirurgien. Mais ce qui est une véritable monstruosité scientifique, c'est de dire qu'un *kyste pileux de l'ovaire* s'est transformé en *tumeur fibreuse de l'utérus.* Comment la présence de la fistule et de la sonde en permanence, n'a-t-elle pas embarrassé ceux qui admettaient une telle transformation ?

On a dit que la malade était morte d'hémorrhagie, parce que des personnes étrangères à la médecine ont pris pour le sang pur l'eau sanguinolente d'une bassine où j'avais lavé la seringue servant à l'aspiration du liquide abdominal pendant le pansement.

Enfin pour donner une idée de l'esprit des nombreux articles écrits à propos de cette question, je me contenterai de citer ces lignes extraites de l'un d'eux, publié le 26 février 1882, par le *Journal du Commerce* et signé par le père de l'opérée.

« Quand le Dr Fort fit l'extraction de la tumeur, qui était im-
« plantée sur le col de l'utérus, il laissa cet organe intact et
« cependant il le coupa, quand il chercha à arrêter l'hémor-
« rhagie qui survint pendant l'opération. Était-il nécessaire
« de faire cette amputation ? ou cela était-il seulement pour
« l'unique plaisir de broyer les viscères de la malheureuse
« victime ? »

Cette citation en dit assez ; je m'arrête et livre à la méditation de mes confrères cette observation intéressante à plusieurs points de vue.

OBSERVATION V.

Tumeur fibreuse de l'utérus. — Hystérotomie. — Guérison.

La maladie a commencé en février 1876, époque à laquelle la malade sentit une tumeur de la grosseur d'un œuf. L'année suivante, Mme W., aujourd'hui âgée de 49 ans et habitant Rio de Janeiro, alla en Europe où elle consulta plusieurs chirurgiens, notamment en Autriche et en France. On lui conseilla de se faire opérer; elle revint au Brésil.

Le ventre augmentait de volume et la malade était de temps en temps atteinte d'hémorrhagies fort sérieuses, qui la forçaient à garder le lit pendant des mois entiers.

A la fin de 1878, la malade fit un second voyage en France. Elle consulta deux chirurgiens éminents de Paris, qui lui conseillèrent de ne pas se faire opérer. De retour au Brésil, elle vit son ventre s'accroître, les hémorrhagies se succéder et l'anémie faire des progrès considérables. Les chirurgiens de Rio consultés tour à tour par la malade, étaient opposés à l'opération.

En juillet 1881, je fus consulté également. J'essayai en vain d'obtenir le retrait de la tumeur par la méthode Chéron (courants continus avec intermittences) ; enfin, en novembre, après plusieurs examens, je déclarai à la malade que l'hystérotomie était le seul moyen qu'on put opposer à son mal.

Le ventre était considérable. Une tumeur bosselée, dure et assez mobile, remplissait l'abdomen jusqu'à trois centimètres de l'appendice xiphoïde. Il n'y avait pas de liquide ascitique et la tumeur ne paraissait pas adhérente. Le col de l'utérus était normal. Le doigt introduit dans le rectum sentait le commencement de la tumeur immédiatement au-dessus du col.

La vessie fonctionnait régulièrement, il y avait de la constipation. Les métrorrhagies très fréquentes avaient affaibli la malade, qui était devenue anémique au point que le bruit de souffle du cœur pouvait être pris pour une lésion cardiaque. Les jambes étaient infiltrées.

Au moment où je me préparais à faire l'opération, une nouvelle hémorrhagie très abondante affaiblit considérablement la malade. La chaleur menaçant d'être très intense à Rio de Janeiro, je l'envoyai au milieu des montagnes à Pétropolis où j'espérais qu'elle prendrait un peu de forces avant l'opération.

Opération.— Je pratiquai l'opération de l'hystérotomie le 20 mars 1881 à 8 heures du matin, avec l'aide des Drs Brito, médecin de l'hôpital de Pétropolis, du Dr Baron du Cattete, des Drs Costa et Rocho et de quelques autres aides MM. Georges Kuhne, Henri et Marc Leschaud.

La paroi abdominale fut incisée depuis l'appendice xiphoïde jusqu'à 5 centimètres au-dessus du pubis.

La tumeur fut extraite de l'abdomen avec les plus grandes difficultés, après la destruction de deux adhérences épiploïques. Elle était si large à sa base, qu'il était matériellement impossible d'aborder son point d'implantation. Elle était intra-utérine et les deux ovaires flottaient de chaque côté de la paroi supérieure. Il était presque impossible de maintenir les intestins.

La malade chloroformée, respirait difficilement, elle était d'une pâleur mortelle, je voulais à tout prix éviter une effusion de sang. Je passai des broches en croix dans la tumeur, à quelque distance de son pédicule et je passai une ligature fortement serrée au moyen d'une grosse corde. La tumeur était tellement dure, que cette constriction ne suffit pas pour interrompre la circulation. Je glissai alors au-dessous, en protégeant de mon mieux l'intestin, un autre cordon fort, de 3 millimètres de diamètre, j'appliquai par-dessus un gros fil de laiton que je serrai avec le serre-nœud de Kœberlé. Le laiton cassa. Je passai ensuite un fil de cuivre très fort, que je serrai avec un autre serre-nœud de Kœberlé. Enfin, la circulation fut interrompue dans l'utérus et dans la tumeur, et je pus faire la section de l'utérus immédiatement au-dessus du col..

La tumeur, comprenant le corps fibreux, l'utérus, les trompes et les ovaires, pesait plus de 5 kilogrammes. La malade n'avait certainement pas perdu un verre de sang.

Je passai un double fil de catgut au-dessous des ligatures, et je liai le pédicule en quatre parties (celui-ci, une fois serré, avait environ trois centimètres de diamètre). J'aurais désiré ôter les fils métalliques, mais ma malade était extrêmement faible, et je redoutais pour elle la moindre hémorrhagie. Je préférai laisser en place les fils et les serre-nœuds, espérant pouvoir les enlever plus tard. Je fixai les fils à une broche placée en travers sur le ventre.

La paroi abdominale fut suturée après avoir fait la toilette du péritoine. Je laissai la plaie béante à la partie inférieure, et je plaçai un tube à drainage en verre dans le cul-de-sac de douglas.

Le 20 au soir. — J'enlève le tube, les liquides s'écoulant

librement par la plaie. T. 37,5. P. 84. L'opération avait été faite avec toute la rigueur que comporte la méthode de Lister. Le pansement fait deux fois par jour,

Le 21. — Tympanisme, vomissements, efforts considérables, je crains pour les sutures qui résistent. P. 84. T. 37,5. Deux injections d'un centigramme de morphine.

Le 22. — Les vomissements sont calmés. P. 90. T. 37,8. Nouvelle injection de morphine. Je donne moi-même à la malade deux lavements nutritifs tous les jours, composés avec 200 grammes bouillon de poule, 2 gr. extrait de quinquina, et 20 gr. vin de Porto. Après l'opération, j'avais placé dans la vessie un mince tube de caoutchouc qui conduisait l'urine dans une bouteille contenant de l'eau phéniquée.

Le 23. — P. 84, T. 37.5. Deux lavements, coliques.

Le 24. — P. 90. T. 37.5. Fortes coliques, injection de morphine. Depuis la veille, la malade prend du bouillon, mais en petite quantité.

Le 25. — Somnolence, douleurs sourdes dans le bas-ventre. Injection de morphine. Deux lavements P. 84. T. 37.5.

Le 26. — La malade a bien dormi, elle mange la moitié d'une côtelette et un potage. P. 84. T. 37.5. Les lavements sont supprimés. J'ôte les points de suture.

Le 27. — Même état. P. 84. T. 37.5. Quelques douleurs, injection de morphine.

Le 28. — Inquiet de l'avenir du pédicule entouré par les fils laissés en place, j'essaye des tractions, mais en vain. Je fais des tractions continues avec un tube de caoutchouc. P. 96. T. 37.8.

Le 29. — Un fil de catgut est tombé. Sommeil un peu agité. Injection de morphine. P. 96. T. 37,5.

Le 30. — Pas d'appétit, malaise, fatigue. Je cesse les tractions sur le pédicule. La suppuration est abondante et fétide. P. 96. T. 37. Deux lavements nutritifs.

Le 31. — La malade se sent mieux, elle s'alimente un peu. P. 96. T. 37.

Le 1er janvier 1882. — Amélioration sensible. P. 84. T. 37.

Du 2 au 8. — Même état du pouls et de la température.

Le 8. — Après une traction continue de 12 heures par un tube en caoutchouc, je retire de la plaie un serre-nœud, le fil de cuivre et la corde. La partie du pédicule, située au-dessus de la ligature, sort mortifiée, elle sort par fragments, avec une odeur très fétide. P. 84. T. 37.

Le 10. — Par le même procédé, j'ôte le second serre-nœud et le fil de laiton.

Le 11. — La plaie tend à se fermer ; je ne fais plus qu'un pansement par jour. J'enlève le drain de caoutchouc que j'introduisais dans la plaie depuis quelques jours.

Le 12. — La malade est placée sur un canapé pendant quelques heures.

Les jours suivants, elle se lève et marche. Elle s'alimente et recouvre les forces ; la plaie marche rapidement vers la guérison.

En septembre 1882, neuf mois après l'opération, la malade est en parfaite santé ; elle a engraissé, elle a rajeuni. Elle a contracté un rhumatisme qui détermine d'assez vives douleurs aux articulations des mains et des pieds.

Réflexions. — Cette observation me paraît remarquable à plusieurs points de vue : séjour des instruments et des fils dans l'abdomen, tolérance du péritoine, moyen d'extraction de ces objets, manière de vider la vessie. De plus, je crois d'après ce fait, qu'on peut songer à instituer, pour des cas spéciaux, un autre mode de traitement du pédicule qui ne serait ni intra-péritonéal, ni extra-péritonéal et auquel je proposerai le nom de traitement mixte.

En parcourant les observations connues d'hystérotomie, on ne trouve pas d'exemple d'instruments chirurgicaux ayant séjourné pendant 20 jours dans la cavité abdominale, fixés au pédicule. En lisant l'observation précédente, on est frappé de cette parfaite tolérance du péritoine, cette séreuse si inflammable, qui tolère sans protester ces divers corps étrangers, fils de catgut, corde, fils métalliques de nature diverse, deux serre-nœuds.

Malgré la présence de ces corps étrangers, malgré les tractions exercées sur le péritoine pendant l'opération, malgré la longueur considérable de l'incision de la paroi abdominale, la malade n'a jamais présenté le moindre mouvement fébrile. Le pouls a toujours oscillé entre 84 et 96; la température n'a jamais atteint 38°.

Lorsqu'il s'est agi de retirer les instruments, mon embarras a été grand. Les serre-nœuds avaient disparu au fond du bassin, l'ouverture s'était beaucoup rétrécie et je n'avais prise que sur l'un des bouts du fil de cuivre, que j'avais recourbé en forme de crochet et auquel j'avais fixé un lien. Il sortait par la plaie des débris du pédicule fétides. Il était évidemment temps au bout d'une vingtaine de jours de retirer tous ces corps étrangers.

J'exerce des tractions sur le fil de fer avec des pinces, la malade éprouve des souffrances violentes, je crains quelque rupture, une hémorrhagie qui m'arrête. J'ai l'idée alors de faire passer une corde étendue de la tête au pied du lit, au-dessus de la malade. A cette corde je fixe un tube à drainage que je fixe d'autre part au fil de cuivre saillant dans la plaie. Sous l'influence de cette traction élastique légère et continue, je ramène peu à peu les instruments du côté de la plaie abdominale et je les extrais un à un ainsi que les fils par le même procédé.

Je n'ai pas sondé la malade et jamais elle n'a été salie par l'urine. L'opération étant terminée et la malade portée dans son lit, j'ai placé dans la vessie un tube de caoutchouc long et mince qui plongeait par l'autre extrémité dans de l'eau phéniquée placée au fond d'une grande bouteille. On pouvait ainsi s'assurer que la vessie fonctionnait et on était à l'abri de plusieurs inconvénients.

Traitement mixte du pédicule. — C'est par suite de circonstances forcées que j'ai été amené à ne traiter le pédicule ni par la méthode intra-péritonéale, ni par la méthode extra-péritonéale. Le pédicule n'a subi aucun tiraillement. Il s'est établi un canal, une sorte d'infundibulum allant du pédicule à la plaie abdominale. Les parois du canal étaient formées par la vessie et les intestins, organes recouverts par le péritoine et adhérant sur les limites de ce canal. Le fond était formé par le pédicule lui-même et la cavité renfermait les divers instruments et les fils de nature variée. Il est probable que ces organes ont adhéré entre eux pendant les trois semaines qui ont précédé les tractions des objets contenus ; ils ont formé une barrière entre la cavité du canal et la cavité péritonéale proprement dite.

Le cas de Mme W... est un des plus difficiles qui se puissent rencontrer, les éventualités émouvantes qui se sont présensentées pendant le traitement, l'heureuse terminaison qui est venue couronner mes efforts, autorisent à penser qu'on pourrait agir de même dans d'autres cas d'hystérotomie. C'est ce que je me propose de faire à la première occasion.

Je ne terminerai pas sans faire observer que j'ai toujours fait les pansements avec toute la rigueur que recommande le professeur Lister. Je suis convaincu que c'est à l'action de ce mode de pansement que doit être rapportée cette admirable tolérance du péritoine.

OBSERVATION VI.

Grossesse extra-utérine datant de huit ans. — Laparotomie. — guérison rapide.

Une mulâtresse, âgée de 35 ans, se présente à M. Fort pour être débarrassée d'une tumeur qui la gêne considérablement, l'empêche de travailler et lui rend la vie insupportable. La malade a eu trois enfants, mais elle n'a pas eu de nouvelle grossesse depuis qu'elle porte sa tumeur.

Elle raconte qu'elle s'est crue enceinte, il y a huit ans, qu'elle a préparé la layette de l'enfant et qu'elle est allée trouver la sage-femme à l'époque présumée où devait avoir lieu l'accouchement. Les mouvements de l'enfant cessèrent peu à peu et il resta une tumeur. Ces renseignements n'ont été fournis par la malade qu'après l'opération. Au moment de l'examen, il était difficile de lui arracher une parole, elle ne disait rien d'une manière précise.

La tumeur, dure, comme pierreuse, présentait un bord inférieur irrégulier, qui permettait de passer la main au-dessous. Elle avait approximativement le volume d'une tête d'adulte.

Les fonctions s'accomplissaient régulièrement, et si ce n'eût été les douleurs vives ressenties par la malade, aucun symptôme particulier n'eût déterminé le chirurgien à pratiquer l'opération. L'utérus normal, était parfaitement mobile.

Le diagnostic fut : *Tumeur fibreuse*, de siège indéterminé, probablement de l'ovaire. On pratiquera l'ovariotomie.

Opération. — Le 27 janvier 1882, tout étant préparé pour l'ovariotomie, avec tout l'appareil listérien, M. Fort pratiqua l'opération à l'hôpital de Pétropolis, en présence de M. le Dr Baron du Cattete, directeur, avec l'aide de MM. les Drs Brito, médecin de l'hôpital, Souza Gomes, médecin adjoint, Castro Rebello et Mello Franco. La paroi abdominale fut incisée sur la ligne blanche dans une étendue de 17 centimètres, 7 au-dessus de l'ombilic et 10 au-dessous. La tumeur était complètement adhérente à la paroi antérieure de l'abdomen. Des brides nombreuses s'étendaient de la tumeur à la paroi et en certains points il y avait adhérence intime. Après un travail des plus pénibles et qui dura environ une heure, les adhérences étant détruites avec la spatule et l'hémorrhagie étant arrêtée par des ligatures au catgut fin et par des attouchements au perchlorure de fer liquide, M. Fort put enfin découvrir la tumeur et passer la main au-dessous de son bord inférieur.

Enfin la tumeur bascula et elle put être extraite, après avoir rompu encore quelques adhérences. Cette tumeur était formée par un fœtus, ainsi qu'on le verra plus loin.

Le pédicule de la tumeur, qui n'était plutôt qu'une forte adhérence, contenait des vaisseaux qui paraissaient se confondre avec ceux de l'épiploon. Il fut lié avec le catgut n° 2.

La toilette du péritoine terminée et les sutures étant posées, il y eut une hémorrhagie en nappe qui fut maîtrisée par la compression et le perchlorure de fer; le sang venait de la paroi antérieure de l'abdomen. Les sutures furent serrées ensuite, le pédicule fut placé entre les deux lèvres de la plaie, complètement caché. Les fils de catgut sortaient seuls par la plaie.

La suture profonde comprenant la peau, les aponévroses et le péritoine, fut faite avec huit fils de catgut moyen; la superficielle comprenant seulement la peau, avec sept fils d'argent.

Le 27, soir, rien de nouveau. Eau pour boisson par cuillerées.

Le 28. T. 37,5. P. 84. Bouillon.

Le 29. T. 37,5. P. 84. Bouillon; la malade a dormi.

Le 30. T. 37,5. P. 84. Premier pansement.

Le 31. T. 37,5. P. 84. Potages, deux pilules d'extrait thébaïque de 0,025 dans le but d'empêcher l'évacuation de l'intestin.

Le 2 février. T. 34,5. P. 87. Deuxième pansement. On enléve les fils d'argent.

Le 4. T. 37°. P. 76. On enlève les fils de catgut.

Le 5. La malade se lève.

Le 11. Elle quitte l'hôpital complètement guérie.

La malade a présenté les phénomènes de la montée du lait, comme s'il se fut agi d'un accouchement. Dès le lendemain de l'opération, les seins ont commencé à se gonfler, ils sont devenus gros et douloureux et, le 10 février, la malade a pu retirer de son sein une demi-tasse de lait ayant fort bonne apparence.

Fœtus. — Le produit de la conception est dans un état d'atrophie légère et de dégénérescence graisseuse. Il n'y a pas trace des eaux de l'amnios qui ont été résorbées pendant le long séjour du fœtus dans la cavité abdominale. L'amnios et le chorion, ce dernier hypertrophié et mesurant plus de 1 millimètre d'épaisseur, créent au fœtus une enveloppe complète qui empêche de reconnaître la forme d'un enfant. Cette membrane, ressemblant à un parchemin épais, passe comme un pont sur les interstices qui séparent les diverses parties du fœtus appliquées les unes contre les autres en donnant à l'ensemble la forme d'une tumeur fibreuse irrégulière.

La tumeur, dure et lourde, tombe comme une pierre sur le parquet. M. Fort, pour s'assurer de sa nature, la tranche en deux morceaux d'un coup de couteau et s'aperçoit qu'il s'agit d'un fœtus.

On constata alors que la membrane enveloppante était très adhérente au dos du fœtus et qu'elle pouvait être séparée sur les autres points. Un cordon grêle, gros comme une ficelle de fouet, s'étendaient de l'ombilic à la face interne du chorion, où l'on voyait des filaments, débris des vaisseaux placentaires, s'étaler en divergeant.

Le fœtus était placé en travers, la tête à droite, la face dirigée en avant, fortement courbé sur son côté gauche de telle sorte que le genou gauche touchait la joue du même côté.

La main droite était placée contre la joue droite et la gauche était en arrière du cou. Les jambes croisées étaient rejetées en arrière.

L'enfant, du sexe masculin, était bien conformé. La couleur jaunâtre rappelle assez bien celle d'un poulet rôti bien doré. Quoiqu'il fut le produit d'une mulâtresse et d'un nègre, il ne portait aucune trace évidente de pigment cutané, mais il avait les cheveux crépus et très noirs.

Aucune ossification n'existait en dehors du système osseux. Les tissus étaient seulement indurés. La peau était jaune et graisseuse, elle était dure comme un parchemin épais. Les viscères étaient indurés ; les anses intestinales, aplaties les unes contre les autres, pouvaient être déroulées. Les muscles indurés également n'offraient aucune trace d'ossification.

Il est inutile de faire ressortir l'extrême rareté du cas et par conséquent son intérêt. Nous appelons l'attention sur l'absence du placenta et sur la rapidité de la guérison de la malade.

Le 15 septembre 1882 la malade est en parfaite santé.

Nous faisons suivre ces observations du rapport de M. le Dr Albert Brochin à la Société de médecine pratique.

RAPPORT

Fait à la Société de médecine pratique

PAR LE Dr A. BROCHIN.

Messieurs, notre collègue, M. Fort, vous envoie de Rio-de-Janeiro un recueil de six observations avec opération (ovariotomie, hystérotomie, laparotomie) pour tumeurs utérines et ovariques et pour grossesse extra-utérine. Notre président a bien voulu me charger de vous en faire une courte analyse.

La première observation a pour titre : *Tumeur fibreuse de l'utérus, opération, guérison.* Il s'agit d'une femme dont M. Fort néglige de nous donner l'âge, qui depuis 8 ans portait une tumeur abdominale et une tumeur vaginale, souffrait beaucoup et avait de nombreuses hémorrhagies. Un examen attentif permit à notre collègue de reconnaitre la présence, dans l'abdomen, d'une tumeur dure, irrégulière, remontant à deux centimètres au-dessus de l'ombilic et, dans le vagin, d'une tumeur lisse et arrondie du volume d'une tête de fœtus à terme des mouvements imprimés à cette dernière tumeur ne se transmettent pas à la tumeur abominale. Ceux au contraire qui sont communiqués à celle-ci déterminent quelques oscillations à la tumeur intra-vaginale. Le diagnostic porté par M. Fort est le suivant : tumeur fibreuse (myôme) du corps de l'utérus et tumeur fibreuse (polype) du col. La continuité des deux tumeurs et la situation ainsi que l'état du col, que le doigt ne peut atteindre, restent douteux, M. Fort conseilla d'attendre l'âge de la ménopause en recourant au traitement préconisé par M. Chéron, c'est-à-dire aux courants électriques. Cependant, cédant aux instances de la malade, il accepte de pratiquer l'ablation de la tumeur vaginale.

Cette opération est faite le 22 août 1881. Ayant, avec beaucoup de peine, placé un fil de fer sur le pédicule de la tumeur il en pratiqua le morcellement. Lorsqu'il eut enlevé environ 400 grammes de tissu morbide, il put se convaincre que le pédicule mesurait six centimètres de diamètre, que la tumeur vaginale et la tumeur abdominale étaient continues. M. Fort s'arrêta, enleva le fil de fer et dut alors pratiquer le tamponnement pour parer à une hémorrhagie abondante qui, malgré le tampon, se continua pendant plusieurs heures. Le lendemain, 23, faiblesse extrême, vomissements chloroformiques. Le 25, M. Fort fait mettre la malade dans un grand bain chaud, extrait le tampon et fait un lavage du vagin avec l'eau phéniquée. Elle a de la fièvre (140 pulsations), des vomissements ; peu de sensibilité de ventre. Les liquides vaginaux exhalent une odeur infecte. L'état général s'aggrave ; menace de septicémie. Le 27, symptômes d'intoxication phéniquée. L'eau phéniquée est remplacée par l'eau pure. Le 28, sortie spontanée de toute la portion de la tumeur fibreuse qui se trouvait au-dessous du fil constricteur. Peu de temps après, notable amélioration, le pouls tombe à 120. La malade peut s'alimenter. Le 5 septembre elle se lève. La guérison s'accomplit. Le 9 septembre santé parfaite ; la tumeur abdominale ne paraît pas avoir augmenté.

M. Fort conclut de cette observation que, dans les cas où le chirurgien ne croirait pas devoir faire l'amputation de la partie vaginale de ces tumeurs, on pourrait serrer fortement le pédicule et attendre la chute par mortification de toute la portion de la tumeur placée au-dessous du fil.

Cette observation me paraît intéressante à plusieurs titres : d'abord une tumeur fibreuse de l'utérus, moitié abdominale moitié vaginale, sans être un fait exceptionnel, est encore un fait assez rare. En outre l'indication opératoire et le choix du procédé me paraissent ici d'un grand intérêt. M. Fort avoue avoir éprouvé les plus grandes difficultés pour placer un lien autour du pédicule de la tumeur, je crois qu'il aurait pu éviter ces difficultés en se servant de l'ingénieux procédé de ligature imaginé par M. Péan et qui consiste à placer une anse de fil sur le pédicule à l'aide de deux sondes d'une courbure appropriée, dont l'une fait le tour de la tumeur, tandis que l'autre reste fixe. Les deux sondes se trouvant ainsi accolées sont retirées, puis remplacées par une seule sonde contenant un serre-nœud.

Notre collègue a eu une hémorrhagie assez abondante, après avoir retiré le fil de fer qui entourait la tumeur ; je pense qu'il aurait pu arrêter cette hémorrhagie en remplaçant ce fil par un autre qu'il aurait laissé à demeure.

Enfin, je relève dans cette intéressante observation un point du traitement consécutif qui ne laisse pas que de me surprendre, c'est la prescription d'un grand bain tiède, le lendemain même de l'opération. J'avoue que je n'en comprends pas l'utilité et que je regarde ce bain comme dangereux, surtout à la suite d'une hémorrhagie.

Ces réserves faites, ja crois que nous ne pouvons que féliciter notre collègue de son opération.

La seconde observation qui a pour titre : *opération d'hystérotomie pour un corps fibreux de l'utérus, mort,* se rapporte à une femme de 40 ans. Tumeur mobile dont les mouvements ne se communiquent pas à l'utérus. Au-devant de cette première tumeur en existe une seconde se continuant avec l'utérus. Le toucher rectal et vaginal ne donne aucune indication. La malade éprouve des douleurs atroces et réclame l'opération avec instance. Celle-ci est pratiquée le 25 août : incision abdominale sur la ligne médiane, nombreuses adhérences détachées avec le doigt, ligatures au catgut. Les deux tumeurs étaient reliées entre elles par un pédicule étroit très vasculaire; la tumeur inférieure était située dans la paroi antérieure de l'utérus. Un fil de fer est passé autour du pédicule, la tumeur est sectionnée. Le pédicule a été ensuite divisé en deux moitiés, dont chacune a été liée séparément au catgut, puis une ligature totale a été placée au-dessous, après quoi le fil de fer a été retiré. Toilette du péritoine, ligatures, cautérisation ignée de la surface du pédicule, réduction dans la cavité abdominale, suture profonde et superficielle, pansement antiseptique. Le lendemain vomissements noirâtres, T. 38,5, p. 120. Le troisième jour, mort

M. Fort se demande quelle peut être, dans ce cas, la cause de la mort. Il croit devoir l'attribuer au traitement intra-péritonéal du pédicule et regrette de n'avoir pas recouru à la méthode extra-péritonéale ou au drainage. Les craintes et les regrets de notre collègue à ce sujet ne nous semblent pas fondés. Il paraît absolument probable que la cause de la mort a été la péritonite, bien que la plupart des symptômes aient manqué, sauf cependant les vomissements. Dans plusieurs autopsies que j'ai eu l'occasion de faire d'opérées ayant ainsi succombé, sans cause appréciable, j'ai toujours trouvé de la péritonite, même dans les cas où presque tous les symptômes habituels de cette maladie avaient fait défaut.

Dans la conduite tenue par M. Fort dans le cours de cette opération, on me permettra de lui reprocher deux choses : la première de n'avoir pas de suite lié le pédicule avec le fil qui devait rester définitivement, la seconde d'avoir cautérisé sa surface, précaution qui a, croyons-nous, été reconnue inutile, sinon dangereuse. Cela dit, j'atouterai qu'on doit le féciliter de ne pas se contenter de publier les succès et de publier aussi les insuccès. Suivant, en cela, le bon exemple donné par mon maître, M. Péan qui, seul en France jusqu'ici, a toujours publié ses statistiques intégrales,

La troisième observation, messieurs, a trait à une *tumeur fibro-cystique de l'ovaire, ovariotomie, guérison.* J'abrège pour ne pas abuser de votre attention : femme de 42 ans, début de la tumeur remontant à 14 ans. Diagnostic difficile : s'agit-il d'un fibrome utérin ou d'une tumeur fibro-cystique de l'ovaire? Traitement par l'électricité sans aucun résultat, au contraire le ventre augmente; dyspnée, œdème des membres inférieurs. Opération le 10 octobre 1881 : longue incision contournant l'ombilic ; issue d'un liquide ascitique très transparent, grosse tumeur fibreuse entourée de kystes qu'il est impossible de faire sortir par la plaie ; tous ces kystes extraits ou évacués, la tumeur solide du volume d'une tête d'adulte peut être amenée au dehors. Il s'agissait d'une tumeur fibreuse avec kystes de l'ovaire droit. La partie inférieure de la tumeur est saisie dans une forte anse de fil de fer, morcellement de la tumeur, détachement des adhérences. Ligature du pédicule en deux portions avec de gros catguts, puis ligature totale unique au-dessous. Pas de cautérisation. Réduction dans l'abdomen. Toilette du péritoine. M. Fort laisse une petite tumeur fibreuse, du volume d'un œuf, adhérente à l'utérus, etc... Le péritoine étant déjà enflammé, M. Fort se décide à pratiquer le drainage avec un tube de verre. L'opération avait duré deux heures, pansement antiseptique.

Le lendemain aspiration par le tube de verre de 80 gr. de sang; de même le surlendemain.

Vomissements. T. 37,5, p. 120. Lavements nutritifs. La mauvaise odeur des matières vomies, le ballonnement du ventre, la constipation font craindre un volvulus. Mais une sonde œsophagienne introduite dans l'estomac en fait sortir une énorme quantité de gaz et de liquide. Dès lors la malade peut s'alimenter, le ventre s'affaisse. Le cathétérisme œsophagien est ainsi pratiqué à plusieurs reprises. Le tube à drainage est retiré le sixième jour. La fièvre persiste, un pus fétide s'écoule par l'avant-dernier point de suture. Lavements toni-nutrifs, pansement antiseptique. La fièvre persiste ; le 14, environ quinze jours après l'opération, longue incision sur l'abdomen, il sort un flot de pus. A partir de ce moment, la malade va de mieux en mieux et marche rapidement vers la guérison.

M. Fort a-t-il eu raison de laisser, dans ce cas, la tumeur

fibreuse utérine ? c'est l'avenir qui jugera cette question en nous disant si cette tumeur a continué à s'accroître.

Le tympanisme stomacal n'est pas aussi rare que semble le croire notre collègue. Je préfère de beaucoup, dans ces cas, le tube Faucher à la sonde œsophagienne ; M. Fort se demande s'il n'aurait pas bien fait de laisser le tube à drainage jusqu'à la chute des fils. Je crois qu'il aurait mieux fait de ne pas recourir du tout au drainage, l'expérience en ayant démontré l'inutilité et ayant, en outre, montré qu'un péritoine déjà préalablement enflammé est plus tolérant encore.

La quatrième observation est fort intéressante ; il s'agit d'une *tumeur fibreuse de l'utérus prise pour un kyste pileux de l'ovaire chez une fille vierge*; *hystérotomie. Mort.*

Mlle V..., 32 ans, porte depuis plusieurs années une tumeur abdominale du volume d'une tête d'adulte avec une fistule par laquelle il sort de temps en temps un peu de matière purulente et des poils. Une ponction faite huit mois auparavant semble confirmer le diagnostic de kyste pileux, en donnant issue à un litre de liquide et à une prodigieuse quantité de poils. Quelques jours après, on incise la paroi abdominale, on ouvre le kyste et on y place un tube à drainage que la malade conserva trois ans. Deux chirurgiens consultés cinq ans après constatent qu'il s'opère des transformations dans la tumeur. La malade souffre et maigrit. Néanmoins, toutes les fonctions s'accomplissent régulièrement.

Le 8 décembre, M. Fort pratique l'opération, ne doutant pas qu'il s'agisse d'un kyste pileux. Il constate qu'il n'existe aucune adhérence entre la paroi abdominale et la tumeur. Une sonde cannelée, introduite dans le trajet fistuleux, pénètre dans l'épaisseur de la paroi abdominale et n'arrive pas au péritoine. La tumeur était peu mobile, sa surface lisse et arrondie. Une ponction permet de reconnaître qu'on est en présence d'une tumeur solide. Malgré les adhérences, malgré la largeur de l'implantation, M. Fort résolut d'achever l'opération. A l'aide de l'écraseur placé aussi bas que possible, il parvient à enlever la tumeur et le corps de l'utérus. Le pédicule est lié avec un fil de catgut. La plaie est suturée ; un tube à drainage en verre est laissé dans la plaie.

L'opération avait duré plus de trois heures. La malade meurt 36 heures après du choc traumatique.

M. Fort regrette, avec raison, de n'avoir pas été autorisé, dans ce cas, à pratiquer préalablement l'examen par le vagin. Ici se pose une question fort délicate ; il se demande si, en pareil cas, le chirurgien ne serait pas autorisé à surmonter cet obstacle. Lorsqu'un chirurgien croit devoir proposer une opération aussi grave que l'hystérotomie ou l'ovariotomie, il ne saurait s'entourer de trop d'éclaircissements pour assurer, autant que possible, son diagnostic. Il doit donc demander l'autorisation de pratiquer le toucher vaginal ; si cette autorisation lui est refusée, personne, je pense, n'oserait le blâmer de profiter, au moment de l'opération, de l'anesthésie par le chloroforme pour pratiquer le toucher avec toutes les précautions désirables.

Cette dernière observation de M. Fort est intéressante à plusieurs titres, et particulièrement en raison de l'erreur de diagnostic qu'il était, d'ailleurs, difficile de ne pas commettre en présence de ces curieux antécédents. Plusieurs médecins du pays ont cru devoir expliquer les choses par la transformation du kyste pileux en tumeur fibreuse. On sait ce qu'il faut penser aujourd'hui de ces prétendues transformations, mais admettre qu'un kyste pileux de l'ovaire peut se transformer en tumeur fibreuse de l'utérus, c'est véritablement là un comble que nous nous abstiendrons de qualifier et que notre collègue, M. Fort, ne manque pas de faire ressortir.

A l'occasion de ce fait malheureux, notre collègue s'est trouvé en butte à des calomnies et à des persécutions qui semblent prouver qu'au Brésil, peut-être plus encore qu'ailleurs, les jalousies professionnelles s'exercent sur une large échelle. Ce sont là des considérations extra-scientifiques dans lesquelles je n'ai pas à entrer et je ne m'y arrêterai pas davantage.

La cinquième observation a pour titre : *tumeur fibreuse de l'utérus, hystérotomie, guérison.* — Femme de 49 ans, tumeur volumineuse datant de 5 ans, hémorrhagies, douleurs. Plusieurs chirurgiens de France et d'Autriche la détournèrent de l'opération ; elle revient au Brésil où, malgré un traitement par les courants, le ventre continue à s'accroître. Elle réclame elle-même avec instance l'opération.

Celle-ci est pratiquée le 20 décembre 1881. Il s'agissait d'une tumeur fibreuse intra-utérine ayant contracté des adhérences épiploïques et ayant une largeur d'implantation telle que l'opération présenta les plus grandes difficultés. M. Fort eut beaucoup de peine à arrêter la circulation à l'aide d'un fort fil de cuivre placé au-dessous de deux broches passées en croix aussi près que possible de la base d'implantation.

La tumeur comprenant le corps fibreux, l'utérus et les ovaires, pesait 5 kilogrammes. La malade, très affaiblie par les hémorrhagies antérieures, ne perdit heureusement pas de sang pendant l'opération. M. Fort laissa les fils métalliques en place et les fixa à une broche placée en travers sur le ventre. Celui-ci fut fermé, sauf a la partie inférieure où le chirurgien laissa un tube de verre. Ce ne fut que quinze jours après l'opération, pendant lesquels l'état de la malade resta assez grave que, grâce à une traction continue de 12 heures par un tube en caoutchouc, M. Fort parvint à retirer de la plaie un serre-nœud, le fil de cuivre et la corde qui était au-dessous ; il vit ainsi sortir toute la partie du pédicule située au-dessous de la ligature. Suppuration fétide, les suites furent bonnes et la malade ne tarda pas à être tout à fait guérie

L'intérêt de cette observation réside, comme le fait remarquer M. Fort lui-même, dans le séjour assez prolongé des instruments et des fils dans l'abdomen, dans la tolérance du péritoine, dans les moyens d'extraction de ces objets, dans la manière de vider la vessie, enfin dans le traitement du pédicule qui, pour ce cas particulier n'est ni intra ni extra-péritonéal, et auquel M. Fort propose de donner le nom de traitement mixte. En effet, dans aucune autre observation on ne trouve d'exemple d'instruments chirurgicaux ayant séjourné pendant vingt jours dans la cavité abdominale, fixés au pédicule. Cette tolérance du péritoine est ici vraiment remarquable ; malgré la présence de ces corps étrangers, malgré les tractions exercées sur le péritoine pendant l'opération, malgré la longueur considérable de l'incision abdominale, il n'y a jamais eu le moindre mouvement fébrile. Le pouls a toujours oscillé entre 84 et 96, la température n'a jamais atteint 38°.

Comment notre collègue s'y est-il pris pour retirer ces instruments de la cavité abdominale ? A l'aide d'un tube à drainage fixé par une de ses extrémités à une corde tendue de la tête au pied du lit et par une autre extrémité à l'un des bouts du fil de cuivre. Cette traction élastique légère, continue a suffi pour ramener peu à peu les instruments du côté de la plaie abdominale, et dès lors, notre collègue a pu facilement les extraire un à un.

Il avait eu soin, après l'opération, d'introduire et de laisser à demeure dans la vessie un tube de caoutchouc long et mince, dont l'extrémité libre plongeait dans une bouteille contenant de l'eau phéniquée. Il évitait ainsi la nécessité de sonder la malade.

Quant au traitement mixte du pédicule qui a eu ici un si heureux résultat, M. Fort déclare, en toute franchise, qu'il lui a été imposé, en quelque sorte, par les circonstances. J'avoue que, malgré ce résultat favorable, je n'oserais recommander ce procédé ni l'ériger en méthode générale applicable à un certain nombre de cas particuliers, analogues à celui dont il s'agit ici. Je préférerais, il me semble, dans les cas où la méthode, actuellement en faveur, c'est-à-dire la ligature, la réduction du pédicule et la fermeture complète du ventre, serait absolument inapplicable, avoir franchement recours à la méthode intra-péritonéale qui, entre les mains de M. Péan, a donné autrefois de très bons résultats, qu'à ce traitement mixte qui me paraît entraîner de très grands dangers.

Quoi qu'il en soit, cette cinquième observation présente un réel intérêt; les difficultés du traitement consécutif, si heureusement surmontées par notre collègue, cette tolérance extraordinaire du péritoine, peut-être attribuable à l'emploi le plus rigoureux de la méthode antiseptique, en font une observation très curieuse qui fait grand honneur à notre collègue.

La sixième observation a trait à un cas de *grossesse extra-utérine datant de huit ans* et pour laquelle M. Fort a pratiqué une laparotomie suivie d'une rapide guérison. Il s'agit d'une mulâtresse de 35 ans, ayant eu trois enfants et portant depuis huit ans une tumeur abdominale qui la gêne beaucoup et dont elle demande à être débarrassée. Il y a huit ans, elle s'est crue enceinte, mais à l'époque où l'accouchement aurait dû avoir lieu, les mouvements de l'enfant ont cessé. Ces renseignements n'ont été fournis par la malade qu'après l'opération. Le diagnostic avait été : tumeur fibreuse de siège indéterminé, probablement de l'ovaire.

Opération. — Incision de 17 centimètres sur la ligne blanche, tumeur complètement adhérente à la paroi antérieure de l'abdomen, brides nombreuses ; ces adhérences sont détruites avec la spatule ; ligatures au catgut et attouchements au perchlorure de fer. Après quelques efforts, la tumeur bascula, son pédicule, qui n'était qu'une forte adhérence, contenait des vaisseaux, paraissant se confondre avec ceux de l'épiploon. Ligature au catgut, hémorrhagie en nappe, provenant de la paroi antérieure, arrêtée par la compression et le perchlorure de fer. Suture, le pédicule étant placé entre les lèvres de la plaie à la partie inférieure, mais y restant caché, les fils seuls sortant de la plaie.

La malade avait été opérée le 27 janvier 1882; elle quitte l'hôpital complètement guérie, le 11 février. Elle a éprouvé tous les phénomènes de la montée du lait.

La tumeur n'était autre qu'un fœtus dans un état d'atrophie légère et de dégénérescence graisseuse. Il n'y avait pas trace des eaux de l'amnios. L'amnios et le chorion créent au fœtus une enveloppe complète qui empêche de reconnaître la forme d'un enfant. Le chorion, très épaissi, mesure plus d'un millimètre d'épaisseur. Intérieurement, la tumeur présente exactement la forme d'une tumeur fibreuse régulière. L'enfant, du sexe masculin, était bien conformé. Bien que le produit d'une mulâtresse et d'un nègre, il ne portait aucune trace évidente de pigment cutané, mais il avait les cheveux crépus et très noirs. Aucune ossification en dehors du système osseux. Les tissus étaient seulement indurés. Absence de placenta. Ce cas est intéressant à plusieurs titres: d'abord la simplicité de l'opération et la rapidité de la guérison, ensuite la nature même de la tumeur qui aurait pu être diagnostiquée, si les antécédents avaient été mieux connus avant l'opération. Au reste, le diagnostic eût-il été fait, l'opération n'en était pas moins indiquée et, à ce point de vue particulier, cette dernière observation de notre collègue me semble offrir un très grand intérêt, en ce sens qu'elle est absolument favorable à l'intervention dans les cas de grossesse extra-utérine.

La Société se rappellera peut-être une communication que nous lui avons faite en commun avec notre distingué collègue, M. Porak, et dans laquelle il s'agit d'une jeune femme également atteinte d'une grossesse extra-utérine, reconnue et diagnostiquée par M. Porak, très peu de temps après l'époque où aurait dû avoir lieu l'accouchement. Je suis heureux d'apprendre à la Société que cette malade a été complètement débarrassée des souffrances qu'elle endurait; j'ai l'occasion de la voir environ tous les mois, et jusqu'ici l'expectation conseillée par MM. Guéniot et Porak me semble absolument rationnelle et justifiée. Toutefois, récemment, sous l'influence d'une assez vive émotion, elle a été reprise d'accidents aigus, douloureux, qui m'ont fait craindre quelque inflammation péritonéale ou peut-être quelque commencement de travail suppuratif du côté du fœtus. Heureusement mes craintes ne se sont pas réalisées et la malade a repris à peu près sa santé habituelle.

En présence du succès obtenu par M. Fort, on est en droit de se demander si, au cas où chez notre malade ces accidents viendraient à se reproduire trop fréquemment, il ne serait pas indiqué de recourir à l'opération qui, somme toute, ne me paraît pas offrir plus de danger qu'une hystérotomie ordinaire.

En résumé, sur ces six opérations graves, M. Fort a obtenu quatre guérisons et seulement deux décès. C'est là, étant donnée la gravité toute spéciale des cas auxquels il a eu affaire, une statistique vraiment encourageante.

Messieurs, dans ces intéressantes observations se trouvent un assez grand nombre de points de manuel opératoire sur lesquels j'aurais désiré revenir, si je ne craignais d'abuser de votre attention. J'en ferai, si vous le voulez bien, l'objet d'une prochaine communication et je me bornerai, pour aujourd'hui, à féliciter et à remercier M. Fort de ces intéressantes observations qui, tout en nous révélant chez lui une certaine audace chirurgicale, n'en font pas moins d'honneur à son habileté opératoire et à son talent de clinicien.

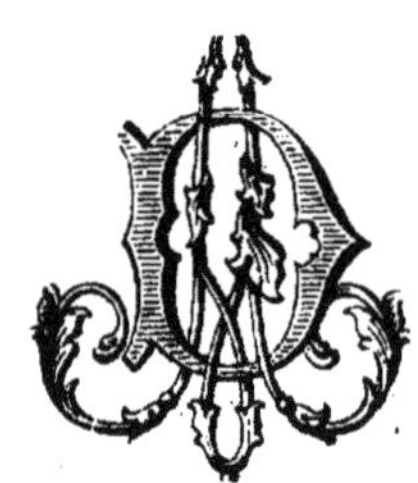